MÉDECINE SOCIALE

ÉTUDE

SUR

LE CÉLIBAT

AU POINT DE VUE

PHYSIOLOGIQUE ET MÉDICAL

PAR

GEORGES CHEMINADE

Prix : 2 francs

BORDEAUX

FERET ET FILS, LIBRAIRES-ÉDITEURS

15, — COURS DE L'INTENDANCE, — 15

1884

MÉDECINE SOCIALE

ÉTUDE

SUR

LE CÉLIBAT

AU POINT DE VUE

PHYSIOLOGIQUE ET MÉDICAL

PAR

GEORGES CHEMINADE

PRIX : 2 FRANCS

BORDEAUX
FERET ET FILS, LIBRAIRES-ÉDITEURS
15, — COURS DE L'INTENDANCE, — 15

1884

A

M. J. GUINOT

HOMMAGE AFFECTUEUX

Janvier 1884.

PRÉFACE

La question du célibat est des plus importantes. Elle appartient aussi bien au domaine de l'économie politique qu'au domaine de la médecine; elle touche même à la religion. Législateurs, médecins, hygiénistes, hommes de lettres, hommes de politique, s'en sont également occupés. Elle intéresse à la fois et le savant et l'ignorant, et le riche et le pauvre. L'avenir des nations en dépend.

Rossi s'exprime ainsi : « Si les moyens d'existence manquent, si les célibataires ne sont pas en état de suffire à l'entretien des enfants qui naîtraient d'eux, alors les encouragements au mariage sont nuisibles; ils sont un contre-sens, ou pour le moins, une imprudence; c'est en même temps ôter quelque chose à ceux qui ont à peine assez pour eux-mêmes, et préparer des souffrances et une mort prématurée à ceux qui naîtront plus tard. »

Mais ce n'est là que la minorité des cas. Le jeune homme, passé l'âge de vingt ans, a une position sociale, sinon importante, du moins suffisante pour l'entretien de deux personnes. Quant aux enfants, certainement, leur éducation coûte de la peine, mais elle tourne à profit plus tard aux parents. Un homme ordinaire, convenablement élevé suivant sa condition, gagne pendant sa vie, non seulement sa subsistance, mais encore tout ce qu'il a coûté dans son enfance et tout ce qu'il pourra dépenser dans sa vieillesse. Plus on élève d'enfants, plus on augmente la fortune de la famille.

Je connais une famille composée de cinq enfants, qui jouit à l'heure actuelle d'une certaine aisance; elle a pu fournir à l'existence de l'aïeul, qui n'est mort qu'à l'âge de quatre-vingt-dix ans. Et pourtant le père, quand il s'est marié, n'avait qu'une place peu lucrative, et la mère n'exerçait pas de métier.

Un brave homme, simple portefaix dans une place de commerce, eut onze enfants; et il est parvenu à les placer très avantageusement. Quatre ont très bien réussi : l'un est entrepreneur en maçonnerie; un autre, mosaïste; un troisième, officier, et un quatrième, courtier de commerce. L'union et la concorde règnent dans la famille et tous les frères s'aident mutuellement : qualités qui semblent spéciales aux familles nombreuses.

J'ai entendu raconter l'histoire suivante :

Il y a vingt ans, dans une chaumière ouverte à la neige et au vent, un enfant naquit. C'était le huitième de la famille, et déjà l'on avait bien de la peine à faire vivre les sept premiers. Cette famille, très estimée, avait eu toutes sortes de malheurs et elle était tombée dans la dernière indigence. Point de feu dans la cheminée, point de pain dans la huche; le père était malade, la mère presque mourante.

Heureusement pour les pauvres, il y a des pauvres; et ils s'assistent entre eux avec une charité céleste. Une pauvre voisine va demander l'aumône à la porte des chaumières voisines. La quête est abondante; on fait un bon feu; on enveloppe le petit; on le met auprès de sa mère qui pleure de joie.

La venue de cet enfant dans la famille intéresse tout le monde. Son père et sa mère, indépendamment des petits cadeaux qu'on leur faisait, avaient toujours du travail. La charité les préférait même aux ouvriers les plus habiles. « Ils ont huit enfants! » disait-on.

Une riche dame des environs avait résolu de faire élever à ses frais un petit garçon choisi dans une famille nombreuse et indigente. Le huitième enfant fut choisi; il apprit un état, gagna honnêtement sa vie, et fit rentrer l'aisance dans sa famille.

L'éminent économiste M. Le Play n'hésitait pas à reconnaître que, dans notre société moderne, le célibat a plus d'inconvénients que d'avantages. Partout on remarque que la partie de la population qui vit dans le célibat est moralement et physiquement inférieure à la classe des gens mariés. Tous les peuples, chez qui le célibat domine, vivent dans un état d'abrutissement pénible à voir. Exemple : les Chinois, où les infanticides sont les crimes les plus communs.

Nous pourrions citer beaucoup d'autres exemples, car ils ne sont pas rares.

Mais arrêtons-nous là! Qu'il nous suffise d'avoir esquissé à grands traits ces quelques données d'économie politique Au surplus, notre dessein est d'étudier le célibat au point de vue physiologique et médical.

Avant de terminer, nous remercions de ses bons conseils M. le professeur Périer, agrégé, membre correspondant de l'Académie de médecine.

ÉTUDE

SUR

LE CÉLIBAT

AU POINT DE VUE

PHYSIOLOGIQUE ET MÉDICAL

I

Tout être vivant a été créé et mis au monde pour reproduire son espèce. Ayant reçu la vie, il doit la donner à son tour. Tous les animaux, depuis les plus infimes jusqu'aux plus élevés, depuis la simple monère jusqu'au mammifère le plus parfait : l'homme, sont soumis à cette loi naturelle. Pour les végétaux, il en est de même. La reproduction de l'espèce est le but final de la nature (1). Voulez-vous des exemples? En voici quelques-uns.

Les protistes les plus inférieures, bien que n'ayant pas de sexe à proprement parler, se reproduisent individuellement. La génération s'accomplit par simple division du corps, par bourgeonnement ou par germes.

Voici la Protamèbe primitive *(Protamœba primitiva)*, être informe et changeant, dont le corps n'est qu'un simple grumeau de gelée, d'un bleu grisâtre, piqueté de fines

(1) « Sur la terre et jusque dans les eaux, l'amour, partout épars, comme une sorte d'effluve, existe et stimule sans exception tous les organismes. Du dernier des végétaux au premier des animaux, de l'algue infime à l'homme, il n'est pas un individu complètement et normalement développé, qui ne ressente cette impulsion à transmettre la vie dont il jouit, et qu'il n'a précisément reçue qu'afin de la transmettre. »

granulations. A un moment donné de son existence, elle s'allonge, s'étrangle et se scinde. Voilà un être de plus sur la terre.

Prenons la Protamyxe orangée *(Protamyxa aurantiaca)*, reconnaissable par la belle et vive couleur de son corps, uniquement composé de protoplasma. Quand elle va reproduire, elle s'entoure d'une fine membrane, se segmente bientôt en une multitude de petites sphérules qui s'allongent, s'agitent, se meuvent diversement et brisent la membrane qui les retenait pour aller vivre indépendantes et accomplir, à leur tour, les fonctions génitales.

Le Volvox tournoyant *(Volvox globator)*, avant de se reproduire, se rapproche d'un autre individu de son espèce, nous offrant ainsi le premier exemple de l'accouplement; et bientôt les globules qu'il renferme, contenant eux-mêmes des globules plus petits, s'échappent par une rupture soudaine de l'enveloppe qui les contient. Ainsi que le fait remarquer Müller: « Le Volvox mère, par suite d'un admirable emboûtement de se race, se montre souvent grosse de ses fils, de ses petits-fils et de ses arrière-petits-fils. »

Et l'éponge! A voir cette masse poreuse qu'elles emploient à leur toilette, les dames ne s'imaginent point qu'elles tiennent entre leurs mains le squelette d'un animal. Car c'est bien là un animal qui a vécu, c'est à dire qui a souffert. Lui aussi a joui de la faculté de reproduire son espèce, mais non plus par le même mécanisme que les autres protozoaires. Dès le mois d'avril, l'éponge expulse en quantité considérable par les *oscules,* sortes d'orifices qui mettent en communication l'intérieur de son corps avec le monde extérieur, les germes reproducteurs.

Si nous faisons une petite excursion dans le règne

végétal, les mêmes exemples se présentent à notre observation.

La délicate *Diatomée,* dont le corps est enveloppé de deux petites valves, pour se reproduire, se divise en deux moitiés dont chacune se refait la valve qui lui manque ; mais, comme par ce mode de segmentation les générations qui se succèdent sont de plus en plus petites, au bout d'un certain temps apparaît une génération plus vigoureuse qui se construit une enveloppe complète et de grande dimension.

Connaissez-vous la Vallisnérie (*Vallisneria spiralis*), cette humble plante qui propage en quantité considérable dans les canaux du bassin du Rhône ? Elle est dioïque, c'est-à-dire que les organes de la génération se trouvent sur des pieds différents. La fleur mâle, arrachée du végétal, suit le fil de l'eau, jusqu'à ce qu'elle rencontre l'objet de ses vœux. La fleur femelle jouit d'une moins grande liberté ; elle est retenue à la plante. Mais, dès que la fleur mâle vient à passer, elle est exhaussée à la surface de l'eau par sa tige qui s'allonge, et va s'aboucher avec celle-ci. Aussitôt après l'opération naturelle, la tige se contracte et la fleur, fécondée, revient au fond de l'eau procéder, dans le silence et les ténèbres, à la création d'un nouvel être.

Que dire de la reproduction de ces plantes considérées pendant si longtemps comme des productions d'un ordre surnaturel ? de ces matières fugaces qui se montrent par instants, pour disparaître presque aussitôt sans laisser de traces ? Nous voulons parler des Nostochs (*Protococcus, Micrococcus, Chlorococcus*) qui, par leur multiplication extraordinaire, colorent en rouge et en vert les eaux et les neiges.

Les étamines de la Rhue (famille des *Rutacées*) exécutent des mouvements au moment de la fécondation. Elles viennent se placer à tour de rôle devant l'organe femelle pour y déverser le pollen. Comme le disait avec humour un aimable professeur : « C'est une politesse que chaque mâle vient rendre directement à son tour au gynécée, centre de la fleur. »

La Perce-neige, lorsque à la fin de l'hiver elle apparaît sur les plates-bandes de nos jardins, courbe d'abord sa tige pour fleurir, et ensuite, après un intervalle de quelques jours, elle la relève de nouveau. Pourquoi a-t-elle fait ce mouvement? La structure de la Perce-neige est telle qu'elle a exigé un renversement de la corolle pour faciliter la fécondation de la fleur et a obligé la plante à se redresser pour achever la formation de la graine.

Dans le Sahara, le vent répand au loin le pollen des dattiers. Qu'arriverait-il, si cette action fécondatrice du vent faisait défaut? Des milliers d'êtres ne pourraient plus vivre.

Dans les mers du Sud, l'onde charrie les noix de coco dont les semences iront féconder des terres nouvelles, fournissant ainsi et l'ombre et la subsistance aux voyageurs qui viendront demander asile à ces rivages inconnus.

Ainsi tout est fécond dans la nature. Qui sait si ces astres roulant dans l'espace sans bornes ne sont pas attirés l'un vers l'autre par des penchants mutuels? Qui sait si la gravitation céleste, que le grand Newton découvrit, n'est pas une loi universelle d'amour qui remplit l'immensité de tressaillements, de palpitations, de secousses? Le soleil donnant naissance aux planètes; les mondes créant de nouveaux mondes; les voies lactées, vastes fourmilières d'étoiles naissantes; les bolides enflammés préparant les constellations de l'avenir, devant remplacer les constellations éteintes.

Tout fuit, tout passe,
Et nous-mêmes nous passons,

a dit le poète.

Oui, tout passe, mais rien ne meurt. Dans l'univers la mort n'existe pas. Il y a une force fécondante qui remplace tout ce qui disparaît; il y a une puissance génératrice, inépuisable, qui comble les vides que fait le temps.

II

On parle beaucoup en philosophie de l'instinct des animaux; mais cette question est aussi intéressante en physiologie. C'est, en effet, par l'instinct que les animaux mettent en pratique les lois naturelles; c'est l'instinct qui les guide, cette cause inconnue, en vertu de laquelle ils réalisent avec une sûreté infaillible et sans éducation la série de mouvements nécessaire à la conservation soit de l'espèce, soit de l'individu.

A la saison du rut, la concurrence pour la possession des femelles est acharnée.

Le plus souvent, c'est la seule force qui décide entre les rivaux; mais fréquemment aussi, chez les oiseaux et chez les insectes, la femelle fait elle-même son choix et se donne soit au mâle le plus paré, soit à celui dont le chant, plus mélodieux, la séduit davantage.

Le Cerf mâle, à l'époque du rut, c'est-à-dire au printemps, devient intrépide; loin de fuir l'homme, il l'attaque; il court dans les bois; il se lance sur tout ce qu'il trouve sur son passage. Il n'a qu'un but, rejoindre sa femelle. Mais souvent plusieurs mâles désirent la même; de là, des combats qui se terminent toujours par la mort de plusieurs rivaux. Quelquefois même tous meurent des blessures reçues dans le combat; quelquefois encore, un jeune cerf, passant par aventure, fait comme le larron de la fable : pendant que les autres se battent, il emporte le trésor.

Les Antilopes, les Béliers se servent de leurs cornes, soit comme ornement, soit comme moyen de défense. A la plus belle ramure, la plus belle femelle. C'est chez les mâles seuls que l'on trouve ces appendices frontaux.

Les Tritons mâles se font remarquer au printemps par la belle teinte orangée de leur queue et les taches rouges ou violettes dont se colore leur crête dorsale.

Devant une barbe touffue et d'épais favoris, quelle femelle, dans la race Singe, peut rester insensible?

La plupart des Insectes, parvenus à l'état parfait, se recherchent pour reproduire l'espèce, et se font une cour assidue. Regardez les Papillons se poursuivre sur une prairie en fleurs, et vous pourrez apprécier quelle ardeur amoureuse les anime, et comme les femelles, ordinairement désirées par plusieurs rivaux, les promènent longtemps à travers les airs, avant de céder à celui qu'elles choisissent. Chez ces gracieux insectes c'est la beauté du mâle qui décide la femelle ; aussi, dans toute la classe, quand les individus des deux sexes sont différents, le mâle, à peu d'exceptions près, l'emporte-t-il par la splendeur et la variété du coloris. Quelques-uns, du reste, comme les Vanesses de nos contrées, se plaisent à étaler leurs belles ailes à la façon des oiseaux qui font là roue.

Pour d'autres insectes, ce n'est plus la beauté qui décide la femelle à faire son choix, mais bien l'appel musical, le chant d'amour que fait entendre le mâle et dont l'émission simultanée par un grand nombre de rivaux donne lieu l'été, dans les campagnes, à ces bruyants concerts qui retentissent dans les hautes herbes et sous les épaisses feuillées. La femelle se tient à l'écart, et juge, comme un chef de musique, les chants des mâles afin de donner la palme au meilleur musicien. Heureux vainqueur, que de jaloux il fera!

D'autres insectes se livrent, à la saison des amours, de rudes combats pour la conquête des plus belles femelles. Tels sont les Lucanes Cerfs-volants, dont le vainqueur ne se sépare plus de sa femelle qui se laisse mourir de faim s'il vient à lui manquer, ne ressemblant pas ainsi aux femelles des pigeons qui ne craignent pas, leur mari une fois mort, d'en prendre un autre, sans même porter de deuil.

Chez les Poissons, les mâles d'un très grand nombre d'espèces se livrent, au moment du frai, de terribles combats, tandis que beaucoup d'autres se colorent à ce moment de vives couleurs, et que quelque-uns même font entendre, pour appeler les femelles, un véritable bruit musical.

Quant aux Coqs, on sait quel acharnement ils mettent à se disputer une poule. On sait aussi de quel éclat brille la fameuse crête.

Quelques-uns, au lieu des grands et terribles combats, roucoulent de douces chansons, essaient de séduire la femelle en la saluant, en dansant devant elle. D'autres exhibent un fastueux plumage, font la roue. D'autres se gonflent, déploient les ailes.

Les mâles des Grenouilles font entendre des croassements dans les marécages. Ce bruit peu harmonieux est produit par une poche remplie d'eau qui se trouve de chaque côté de la bouche. Les femelles n'en ont point.

L'abbé Spallanzani, illustre physiologiste italien, remarque le premier ces excroissances, et en donne l'explication.

C'est par des moyens si variés que la Nature arrive à son but. C'est ainsi qu'elle empêche les espèces de s'éteindre; et, pour cette raison, elle a donné à l'animal l'instinct; à l'homme, l'intelligence.

III

L'organisme humain est une machine; machine admirable, composée d'un nombre incalculable de pièces et de rouages parfaitement agencés entre eux; mais tous ayant une fonction, et tous devant la remplir.

Certains de ces organes servent à entretenir la vie et à remplacer les déchets de l'organisme; ils ont pour mission de renouveler les matériaux dont le corps se compose, en s'appropriant une partie des substances qui les environnent et en rendant au monde extérieur des parties de leur propre substance. C'est ainsi que se vérifie, aux yeux de la science, cette profonde doctrine des anciens philosophes « de la pluralité des existences et des formes diverses de la vie revêtues successivement par chaque molécule de la matière. »

D'autres nous mettent en communication avec le monde extérieur; sans eux, notre existence serait purement végétative, analogue à celle de la plante qui seulement respire et se reproduit. Ces organes nous donnent la faculté de sentir et de nous mouvoir. Ils nous permettent de coordonner nos idées, de réfléchir et de raisonner; de nous connaître et de pouvoir, sans cesse, travailler à notre perfectionnement physique et moral.

D'autres, enfin, ont pour but la conservation de l'espèce. Sous leur impulsion, l'homme et la femme se recherchent, s'aiment et s'unissent. De l'accouplement de ces deux êtres, si faibles séparément, doit sortir un nouvel être. Cet acte essentiel est le véritable but et le point culminant de l'existence.

« C'est dans ce mystérieux travail qu'elle nous donne la vie; c'est pour que nous soyons capables de l'accomplir à notre tour qu'elle nous accorde la force et la jeunesse; c'est pour que nous laissions le champ libre à ceux que nous avons engendrés. qu'elle nous fait mourir. »

Tous ces organes doivent accomplir leurs fonctions. Que diriez-vous d'une machine dont quelques rouages seuls travailleraient à l'exclusion des autres?

IV

« Parvenu à la maturité procréatrice, dit Michel Lévy, l'homme est entraîné vers la femme par un instinct presque irrésistible. Tous les ressorts de son organisme semblent alors tendus vers ce but; la crise de l'âme et du corps va croissant; le mariage en est la solution simple et morale, la solution la plus favorable à la société et à l'individu. »

Le mariage est une institution utile à la santé de l'homme, lui permet d'éviter certaines maladies, l'expose moins à d'autres. Il consolide la vie au milieu de son cours et prolonge sa durée moyenne.

La non-satisfaction du besoin de reproduction rend les hommes vicieux.

M. Sainte-Claire-Deville a réussi à donner certains vices à des animaux en les empêchant de satisfaire leur besoin de reproduction. On sait combien est violent ce besoin chez les animaux sauvages.

On a reconnu que les instituteurs congréganistes, voués au célibat, commettaient plus d'attentats à la pudeur que les instituteurs laïques.

Odier a démontré que jusqu'à l'âge le plus avancé, la durée moyenne de la vie des femmes mariées est plus considérable que celle des femmes non mariées.

Legoyt a prouvé que le nombre des décès est plus élevé chez les célibataires que chez les hommes vivant en état de mariage.

Chose remarquable : d'après Hufeland, pas un célibataire n'aurait passé cent ans.

M. Bertillon est arrivé aux mêmes résultats, comme l'indique le tableau suivant :

MORTALITÉ ANNUELLE PAR AGE

Sur 1,000 célibataires, mariés ou veufs de chaque âge et de chaque sexe.

AGES	PÉRIODE DE 1856-65 (FRANCE)					
	HOMMES			FEMMES		
	Célibataires	Mariés.	Veufs.	Célibataires	Mariées.	Veuves.
15 à 20 ans.......	6,89	51,32	774,06	7,53	11,86	12,31
20 à 25 —	12,88	8,92	49,60	8,32	9,92	23,62
25 à 30 —	10,17	6,24	21,84	9,02	8,98	16,90
30 à 35 —	11,51	6,82	19,17	9,87	9,36	15,30
35 à 40 —	13,15	7,52	17,50	10,87	9,29	12,73
40 à 45 —	16,62	9,55	18,89	13,88	10,14	13,30
50 à 55 —	25,80	15,61	26,80	20,97	14,11	18,71
55 à 60 —	32,10	21,50	34,17	26,90	19,29	24,47
60 à 65 —	45,92	32,60	47,50	40,52	30,75	37,70
65 à 70 —	58,50	44,80	62,97	58,30	45,30	53,50
70 à 75 —	85,10	71,50	95,40	85,50	72,67	86,10
75 à 80 —	123,00	114,50	143,90	140,50	109,40	126,70
80 à 85 —	202,70	182,80	221,80	222,50	172,50	198,00
85 à 90 —	268,40	228,60	263,05	305,00	205,10	264,00
90 à 95 —	282,00	279,00	319,00	314,10	256,30	308,00

On voit par ce tableau que, de quinze à vingt ans, la mortalité est plus grande chez les mariés ; cela tient à la faiblesse de l'organisation, qui, pendant cette période, est encore en pleine croissance; mais, à partir de vingt ans, la proportion des décès augmente chez les célibataires.

On peut donner comme causes de ces proportions de décès: la vie régulière que mènent les gens mariés; l'usage plus modéré des plaisirs vénériens; les repas plus réglés; la vie de famille.

Pour le célibataire, au contraire: vie agitée et très irrégulière; défaut de régularité dans les repas, les travaux, le sommeil; abus des plaisirs vénériens.

Les dyspepsies, les gastralgies sont plus fréquentes chez les célibataires; on trouve parmi eux une plus grande proportion d'individus adonnés à l'abus des liqueurs alcooliques. Les excès vénériens et toutes leurs conséquences se manifestent plutôt chez les garçons que chez les hommes mariés.

La maladie de Pott, les diverses affections de la moelle, la goutte et les rhumatismes, la syphilis, l'hypocondrie et les névralgies sont presque exclusives aux célibataires.

Au point de vue de la criminalité, M. Bertillon a remarqué que, celle des célibataires représentée par 100, celle des époux n'est que de 49,29 pour les crimes contre les personnes, et 45,5 s'il s'agit des crimes contre la propriété. Cette influence est plus marquée chez la femme célibataire. En effet, pour 100 accusés célibataires masculins, il y aura 240 célibataires femmes.

Pour l'aliénation mentale, sur 10,000 individus de chaque sexe, on trouve, chez les célibataires mâles, 3,95 aliénés; 2,17 chez les hommes mariés, et 3 chez les veufs. De même sur 10,000 femmes, on trouve 3,4 folles chez les filles; 1,9 chez les épouses et 3,13 chez les veuves.

Georget a fait la statistique suivante des asiles d'aliénés en 1853 :

	Sexe masculin.	Sexe féminin.	Deux sexes.
Célibataires	65,72	58,16	61,80
Mariés	28,67	29,36	29,04
Veufs ou veuves	5,61	12,48	9,16
	100,00	100,00	100,00

Pour 100 suicides d'hommes mariés, il y a 111,4 de célibataires et 256 de veufs.

Nous n'avons pas besoin de dire que le mariage contribue à la moralité. Comme l'a dit un écrivain, le célibat est le véhicule de la débauche et le scandale du monde. Toutes les lois, tant anciennes que modernes, considèrent cet état comme immoral. Le mariage, au contraire, est une institution menant au perfectionnement moral; « c'est le préservatif et le correctif des passions qui étouffent la notion du bien et la voix de la raison. »

Il ne sera pas sans intérêt de considérer la proportion des mariages dans les différentes nations de l'Europe. Sur environ 225 millions d'habitants que renferme cette contrée, on compte annuellement 1,850,000 mariages. Ceux-ci sont représentés très inégalement.

En Russie	En 1842	1 mariage	sur	99	habitants.
En Prusse	1839-41	—		113	—
En Autriche	1839-45	—		124	—
En Angleterre	1840-41	—		131	—
En France	1846	—		134	—

En Suède	de 1 sur	22	en	30	ans.
En Portugal	—	13		30	—
En Russie	—	6		30	—
En Angleterre	—	8		70	—
En Hollande	—	6		36	—
En Prusse	—	5		127	—
En France	—	2,5		41	—

V

Le célibat, a dit A. Martin, est le suicide du genre humain. Et nous ajouterons qu'il est contre nature. L'homme n'est pas fait pour vivre seul. *Væ soli!* a dit l'Écriture. Dès qu'il fut créé, le Créateur lui donna une compagne, en leur disant: Croissez et multipliez.

La sociabilité de l'homme est un phénomène appartenant au monde instinctif. Nous n'avons pas ici à le démontrer.

La famille est le germe, pour ainsi dire, de la société.

Écoutons ce que dit Aristote, le plus grand génie de l'antiquité, dans son ouvrage de la *Politique*: « D'abord il y a nécessité entre le rapprochement de deux êtres qui ne peuvent rien l'un sans l'autre; je veux parler de l'union des sexes. Et ici rien d'arbitraire; car chez l'homme aussi bien que chez les autres animaux et les plantes, c'est un désir naturel que de vouloir laisser après soi un être fait à son image. »

Dans les premiers temps, à cette heureuse époque où les hommes étaient de mœurs pures et patriarcales, le célibat n'existait pas. Mais à mesure que le vice et la méchanceté firent leur apparition sur la terre, le célibat, leur inséparable compagnon, vit le nombre de ses partisans augmenter.

Repassons toutes les législations. Nous pourrons y voir combien les peuples sont ennemis de cet état de l'homme.

Si nous ouvrons le code de Manou, nous y lisons ces préceptes sur le choix d'une femme: « Le diviadja doit éviter, en s'unissant à une épouse, les dix familles suivantes, lors même qu'elles seraient très considérables et très riches en vaches, brebis, biens et grains, savoir :

» La famille dans laquelle on néglige les sacrements; celle qui ne reproduit pas d'enfants mâles; celle où l'on n'étudie pas les livres sacrés; celle dont les membres sont couverts d'un long poil, ou sont affligées d'hémorrhoïdes, de phtisie ou d'éléphantiasis. Qu'il n'épouse pas une fille ayant les cheveux rougeâtres, ou ayant un membre de trop, ou souvent malade, ou nullement velue, ou trop velue, ou insupportable par son bavardage ou ayant les yeux rouges.

» Qu'il prenne une femme bien faite, dont le nom soit agréable, qui ait la démarche gracieuse d'un cygne ou d'un jeune éléphant, dont le corps soit revêtu d'un léger duvet, dont les cheveux soient fins, les dents petites, et les membres d'une douceur charmante. »

Mais, à côté de ces préceptes sur le choix d'une femme, s'en trouvent d'autres qui apprennent à qui les douceurs du mariage sont défendues.

« Cinq sortes de filles ne doivent pas se marier, dit Confucius, l'un des législateurs de la Chine : 1° quand elles sont d'une famille où l'on néglige les devoirs de la piété filiale ; 2° quand leur maison n'est pas réglée et que les mœurs de ceux qui la composent sont suspectes; 3° quand il y a quelques notes ou taches d'infamie dans la famille ; 4° enfin quand il y a quelques maladies héréditaires et que l'âge entre les époux est disproportionné. »

Au temps de Moïse, existaient des ordonnances qui rendaient le mariage obligatoire. Tout Hébreu, arrivé à l'âge de vingt ans, devait prendre femme.

En Grèce, des lois identiques sur le mariage existaient. Lycurgue avait créé des peines infamantes contre les célibataires. De plus, à certains jours de fêtes solennelles, ceux-ci étaient promenés dans un costume humiliant autour des murailles de la ville et exposés à la risée du peuple. A Sparte, les femmes pouvaient se saisir des célibataires et les traîner tout nus dans le temple ; et, de plus, leur infliger une correction sévère.

Platon, dans son VIe livre des *Lois,* nous apprend qu'on leur infligeait une amende. Dans un autre de ses ouvrages, il nous raconte qu'il était permis à la jeune fille de se marier à quatorze ans, chez certains peuples. Il lui était ordonné à vingt ans, sous peine d'être renfermée et de rester cloîtrée pendant cinq ans. Elle redevenait libre après cinq ans, mais toujours sous l'injonction du mariage, à moins pourtant qu'un jugement d'hommes experts ne la dispensât pour raison de santé.

Le jeune homme, lui, ne devait point aller au delà de vingt-deux ans sans entrer dans les liens du mariage, ou sans s'exposer à être expatrié pour cinq ans. Passé ce temps, il pouvait rentrer, mais pour obéir à la loi.

A Rome, les censeurs avaient créé pour les célibataires un impôt qu'ils appelaient *ad uxorium.* L'empereur Auguste avait promulgué deux lois : la loi *Julia* et la loi *Poppæa,* en vertu desquelles les célibataires étaient déclarés incapables de tout legs et de toute succession, le legs et la succession, dans ce cas, revenant à la maison impériale.

Au temps de l'antique Rome, à cette époque où les mœurs étaient si corrompues, où une Agrippine allait s'offrir à son fils pour satisfaire ses passions, afin de conserver le pouvoir, où un Néron édifiait à grands frais un radeau sur l'étang d'Agrippa et se faisait escorter par des nymphes en os et en chair, tandis qu'aux fenêtres des palais environnants les plus respectables matrones rivalisaient de lubricité avec les plus viles courtisanes, à cette époque le célibat régnait en dominateur. Le doute et le scepticisme avaient pénétré dans le peuple : on ne croyait plus à rien, on ne vivait plus que pour son ventre. Les dieux de l'Olympe étaient muets. La société, enivrée de paix, de richesse, de bonheur, oublieuse du passé qu'elle ne voulait plus comprendre, insouciante de l'avenir qu'elle ne voulait pas sonder, ayant perdu toute notion de vertu et de patriotisme, était d'autant plus pressée de jouir, pour user en d'irritables débauches le moment présent, le seul dont elle ne doutait pas.

« Pétris de boue et de sang, ces hommes jouaient avec la vie, la honte et la mort, versaient le poison couronnés de fleurs, se frappaient de l'épée entre deux plaisirs ; donnant ou recevant le coup fatal sans remords, presque sans regrets, comme, à la fin d'une orgie, les convives fatigués brisent les coupes, s'affaissent et tombent. »

Dans ces palais de marbre, régnait la luxure éhontée ; les places publiques elles-mêmes servaient de théâtre à la débauche ; et la Rome païenne était bien digne vraiment d'être appelée par l'Apôtre : « la grande prostituée qui a corrompu les rois de la terre et enivré les nations du vin de son impureté. »

VI

Telle était la situation de l'empire romain, lorsque, quelques années auparavant, dans la petite ville de Bethléem, en Judée, était né dans une crèche un enfant de la tribu de Juda. Cet enfant grandit et se souvint de son obscure naissance. Pauvre, il appela autour de lui les pauvres ; malheureux, il chercha à consoler les malheureux; chaste, il prêcha la chasteté et s'entoura d'hommes purs et voués au célibat.

Sa doctrine sévère fit beaucoup de progrès, trouva bon nombre d'adeptes. Dégoûté de la corruption des mœurs, on se jeta dans l'excès contraire ; on regarda comme un bien, que dis-je, comme une vertu, de ne pas se marier. C'est alors qu'apparut au vieux monde romain effrayé cette cohorte de jeunes hommes et de vierges qui, pour garder intacte leur pureté, souffrirent avec un courage héroïque d'atroces supplices.

Les sectateurs du christianisme persistèrent pendant longtemps dans ces idées ; et toute une classe d'hommes et de femmes refusa les joies de la famille pour s'attacher avec plus de cœur à la grande famille chrétienne.

Écoutez ce que dit saint Paul dans une de ses Corynthiennes, la septième :

« Je crois que cet état (le célibat) est avantageux à cause des misères de la vie présente ; je veux dire qu'il est avantageux à l'homme de ne point se marier. »

Plus loin, il fait l'éloge de la liberté des âmes occupées seulement du soin des choses de Dieu et de celui de lui plaire. Les liens du sang, les engagements du cœur, les sollicitudes terrestres, tout cela est comme un réseau qui enveloppe l'âme et en comprime les élans. C'est en vain qu'elle dit comme le prophète : Qui me donnera des ailes de colombe ? Elle est invinciblement appesantie par le fardeau des choses visibles. La vraie vierge tient sa lampe toujours allumée ; elle est elle-même une lampe ardente et luisante. A son insu, d'autres âmes marchent à sa lueur. Illuminée et embrasée de l'amour du Seigneur, elle anime et échauffe du même feu les multitudes, ainsi que des myriades d'insectes se réchauffent et vivent dans un rayon de soleil qui ignore leur existence.

Deux écoles philosophiques soutiennent les mêmes théories. Le premier bonheur de l'existence isolée pour l'amour de Dieu est cet amour même, dit l'école d'Alexandrie. Amour aussi élevé au-dessus de l'amour sexuel que le vol de l'aigle est supérieur à celui du passereau.

L'école stoïcienne ne veut pas que le sage s'adonne aux voluptés sensuelles; il lui suffit de connaître les plaisirs plus purs de l'intelligence; il doit se livrer corps et âme à la recherche de la vérité.

On connaît les règles des anachorètes et des dévots asiatiques de l'Inde. En voici quelques préceptes :

« Lorsque les organes des sens se trouvent en rapport avec des objets attrayants, l'homme expérimenté doit faire tous ses efforts pour les maîtriser, de même qu'un écuyer pour contenir ses chevaux. Dans la saison chaude, qu'il supporte l'action des cinq feux; pendant les pluies, qu'il s'expose aux torrents d'eau que versent les nuages; durant la saison froide, qu'il porte un vêtement humide; qu'il dessèche sa substance mortelle en se livrant à des austérités de plus en plus rudes. »

Ces idées persistèrent pendant longtemps et durent encore en France. Elles ont fini par revêtir le caractère absolu et irrationnel du préjugé!

Au moyen âge, le célibat eut beaucoup de partisans. Et d'abord, les couvents étaient très nombreux; d'autre part, les aînés des familles seigneuriales seuls se mariaient, tandis que les cadets et les plus jeunes étaient faits soit abbés, soit moines.

Sous le règne de Louis XIV, parmi les heureuses innovations que fit Colbert en France, il en est une qui rendit pour un moment, peut-être plus que toutes les autres, prospère l'état du royaume.

Voulant enrichir la France et le peuple, il promulgua un édit par lequel les mariages dans les campagnes étaient exemptés de taille pendant cinq ans pour ceux qui s'établissaient à l'âge de vingt années; et tout père de famille qui avait dix enfants était exempt pour toute sa vie, parce qu'il donnait plus à l'État par le travail de ses enfants qu'il n'eût pu donner en payant la taille.

Ce règlement aurait dû demeurer à jamais sans atteinte.

VII

C'est surtout en France que les inconvénients du célibat se font sentir. Chez nous, le grand nombre d'enfants fait peur; quand les parents en ont un ou deux, ils sont satisfaits. Bien mieux, on répète toujours aux enfants qu'ils ont le temps de se marier. On leur dirait volontiers comme le paysan mecklembourgeois qui cherchait à dissuader son fils du mariage: « Écoute, fils, lui disait-il, si tu avais lu comme moi la Bible, tu aurais appris par là combien il est dangereux de donner son cœur à une femme. Écoute ce qui est écrit aux premières pages de ce saint livre: « Dieu sépara la terre des eaux, » la lumière des ténèbres, et vit que c'était bon. Il fit » sortir du sol les plantes, les arbres, et vit que c'était » bon. Il répandit les astres dans le firmament, il créa » les animaux, et vit que c'était bon. » Mais lorsqu'il eut créé la femme, la Bible ne dit pas: il vit que c'était bon,

Cela prouve qu'il ne faut pas se fier à la femme, et encore moins se marier. »

Et pourtant, est-ce bien là faire son devoir? Avec cette formidable lutte pour l'existence, avec toutes ces maladies qui déciment la pauvre humanité, avec ces guerres qui emportent la plus belle jeunesse, avenir de la France, on ne peut qu'arriver à un fatal dénouement.

Les chiffres valent mieux que tous les arguments du monde; consultons donc les statistiques:

	ACCROISSEMENT ANNUEL	DOUBLEMENT de la POPULATION
	—	—
En Prusse...............	27,027 habitants.	26 ans.
En Grande Bretagne......	16,667 —	42 —
En Pays-Bas.............	12,372 —	36 ans 1/2.
Royaume des Deux Siciles.	11,111 —	63 —
En Russie...............	10,517 —	66 —
En Autriche.............	10,114 —	69 —
En France...............	6,535 —	105 —

En 1882, M. Cheysson, directeur des statistiques du ministère des travaux publics, fit une conférence sur le mouvement comparé de la population en France et dans les principaux États du monde. Il montra d'une manière saisissante ce qu'ont révélé depuis longtemps les recensements officiels; à savoir que la France est, parmi les grandes nations, celle qui s'accroît le plus lentement; de telle sorte que si cette situation continue, dans deux ou trois générations, l'Allemagne, l'Angleterre, les États-Unis auront doublé leur population.

Depuis 1838 jusqu'en 1878, l'Angleterre a monté de 16 millions à 36 millions; les États-Unis, de 5 millions à 52 millions; et la France, de 27 millions à 37 millions. L'Allemagne augmente de près d'un demi-million par année.

L'énorme accroissement des États-Unis s'explique en

partie par l'immigration, mais en partie aussi par une natalité remarquable.

L'Angleterre et l'Allemagne sembleraient, au contraire, s'amoindrir par l'émigration qui chaque année enlève des milliers de nationaux; mais tout est compensé par la natalité.

En France, il n'y a presque pas d'émigration; la faiblesse de son accroissement vient de la faiblesse de sa natalité; les unions produisent très peu d'enfants.

Ce défaut dans nos mœurs provient d'un préjugé bien tenace en France. En Angleterre, en Allemagne, en Amérique, un père de famille croit que plus il a d'enfants, plus la fortune doit le favoriser; il professe ce principe: que les enfants sont une source de richesses pour la famille.

En France, il n'en est pas du tout ainsi. Les mariages se font tard, la plupart du temps. Les filles sont déjà vieilles, lorsqu'elles se marient. Les jeunes gens songent bien plus à leurs maîtresses qu'à s'unir à une femme jeune, pure et saine.

Puis, comme le faisait remarquer un docteur dont le nom m'échappe, les institutions françaises ne sont pas favorables aux nombreuses familles. « La plupart des lois fiscales de notre pays sont dirigées contre les familles nombreuses. Consultons deux frères, dont l'un n'a qu'un enfant et le second en a cinq ou six. Le second paie plus par la capitation, dès que les enfants sont grands; et, dès le début, par l'impôt mobilier, par celui des portes et fenêtres; on le charge d'autant plus qu'il lui faut plus d'espace pour loger son monde.

La patente elle-même, s'il n'a qu'un local pour son industrie et son logement, le grève d'autant plus durement qu'il a plus d'enfants à loger.

Et les impôts indirects? Depuis le sel jusqu'aux allumettes, la dîme qu'il paie à l'État sur tous les objets de consommation augmente proportionnellement à ses charges de famille. Pour peu qu'on y réfléchisse, les droits de douane, par le renchérissement des viandes étrangères, du vêtement, du papier et du reste, sont une charge très lourde pour les familles nombreuses.

Le moindre voyage en chemin de fer est une ruine pour une famille française, tandis qu'à l'étranger le parcours gratuit et la demi-place s'accordent à des enfants bien plus âgés que chez nous. Et les droits de succession?

Si nous passons au service militaire, c'est pis encore. Nous dispensons le fils unique de veuve ou de père infirme; c'est un encouragement à n'avoir qu'un fils; je voudrais, au contraire, qu'un père fût quitte envers l'armée quand il aurait fourni deux fils au service militaire; il serait, au moins, sûr de garder le troisième pour l'aider dans sa culture ou son industrie. »

Le service militaire, qui autrefois durait sept ans, a été porté à cinq; mais ce n'est pas suffisant : comment voulez-vous qu'un jeune homme qui a usé son tempérament dans une caserne pendant un temps si long, puisse procréer une famille saine et nombreuse? Et du reste, la misère est un obstacle à son mariage.

De plus, l'ambition, qui envahit toutes les classes de la société, est un frein à l'accroissement de la population. Comment s'élever au-dessus de sa condition, *singer* le grand monde, faire du grand genre, si on a une famille nombreuse? Le paysan n'aura qu'un fils; mais il en fera un monsieur, il l'enverra à la ville, lui fera apprendre le grec et le latin et le lancera ensuite dans le droit ou la médecine.

L'ouvrier n'aura qu'un fils; mais il en fera un négociant.

Le maçon n'aura qu'un fils; mais il en fera soit un architecte, soit un entrepreneur.

Aussi, dans ces conditions, qu'arrive-t-il? En France, depuis que la natalité diminue, nous cessons de coloniser. D'un autre côté, nos colonies, manquant de Français, sont ouvertes à une multitude d'étrangers qui viennent enlever les profits devant tomber entre des mains françaises. Nos entreprises coloniales sont frappées de stérilité; il manque des hommes.

Voudrions-nous coloniser nos pénitenciers, comme l'ont fait les Anglais? Nous ne le pourrions.

CONCLUSION

Notre tâche est terminée.

Nous avons essayé de montrer que le célibat est dangereux et pour l'individu d'abord et pour la nation ensuite. Peut-être que ce faible travail éveillera de salutaires réflexions et rendra quelques services à notre pays, à cette France bien-aimée qui a toujours porté haut et ferme le drapeau de la civilisation et du progrès, et qui a toujours marché à la tête des nations pour leur montrer le chemin de l'avenir!

INDEX BIBLIOGRAPHIQUE

HŒCKEL ..... *Les Protistes.*

Dr RENGADE.. *Création naturelle et les êtres vivants.*

DE LANESSAN. *Histoire naturelle.*

JOLY......... *De l'Instinct.*

Michel LÉVY.. *Hygiène.*

Paul JANET... *La Famille.*

CRUVEILHIER.. *Hygiène générale.*

Dr DELAUNAY. *Les Besoins de l'homme.*

TABLE DES MATIÈRES

Bordeaux. — Imp. G. Gounouilhou, rue Guiraude, 11.

www.ingramcontent.com/pod-product-compliance
Lightning Source LLC
LaVergne TN
LVHW052018160826
845678LV00003B/1098

* 9 7 8 2 3 2 9 6 5 6 0 0 7 *